AF315090

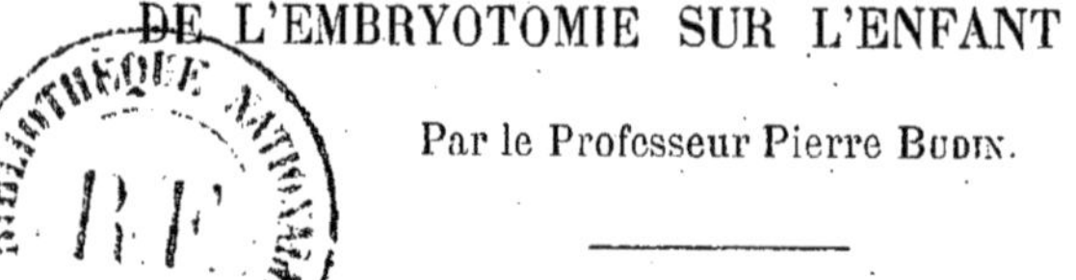

DE L'EMBRYOTOMIE SUR L'ENFANT VIVANT [1]

Par le Professeur Pierre Budin.

———

Messieurs,

Nous avons eu, il y a quelques jours, l'occasion de pratiquer dans cette Clinique une opération qui, pour être actuellement rare, n'en présente pas moins un très haut intérêt. Laissez-moi vous rappeler tout d'abord les principaux points de l'observation, qui m'a été remise par le chef de clinique, M. Paul Guéniot.

Femme de vingt-trois ans. Secondipare.

Première grossesse : dernières règles le 4 août 1902. Accouchement spontané le 3 mai 1903. Elle était entrée en travail le 2 mai, à 5 heures du matin ; les membranes se rompirent à 6 heures du soir. Elle accoucha le 3 mai, à 2 heures de l'après-midi, il y avait eu administration d'ergot de seigle par une sage-femme. L'enfant, de poids normal, serait mort, dit-elle, cinq minutes après sa naissance.

Quatre jours plus tard, elle aurait été atteinte de phlébite et de sciatique et, vers le 3 juin 1903, elle entrait à l'hôpital Andral, où elle resta trois semaines environ.

Seconde grossesse : les dernières règles se sont terminées le 12 mars 1905 ; la gestation fut normale.

Les douleurs commencèrent le 7 janvier, à 7 heures du matin. La malade perdit les eaux à midi. Le travail se prolongeant, elle se présenta l'après-midi dans un hôpital, mais là fit des difficultés pour se laisser examiner et, mécontente, en partit presque aussitôt.

Un médecin, appelé chez elle, tenta, vers 7 heures et demie du soir, une ou plusieurs applications de forceps qui furent infructueuses.

Il adressa alors cette femme à la Clinique Tarnier, où elle entra à 10 heures du soir, dans un tel état d'exaspération nerveuse qu'on dut, pour l'examiner, lui donner du chloroforme, car elle s'opposait absolument à toute exploration sans anesthésie.

L'utérus est dur, contracté ; le segment inférieur est aminci, allongé ; l'anneau de Bandl remonte à un travers de main et demi au-dessus de la symphyse. Le dos du fœtus semble à gauche. Le sommet se présente, non engagé, mais fortement appuyé comme un coin sur le détroit supé-

———

1. Leçon faite à la Clinique Tarnier le 16 janvier 1906, recueillie par M. Cyrille Jeannin, ancien chef de clinique, et revue par le Professeur.

rieur ; la position est oblique, en O. I. G. A. Le col est dilaté presque complètement, il paraît un peu revenu sur lui-même, on sent un léger rebord cervical. La vulve est tuméfiée, œdémateuse ; pour sonder la femme tout à l'heure, avant d'appliquer le forceps, on aura beaucoup de peine à trouver le méat urinaire.

Le vagin présente, sur sa paroi latérale gauche, une déchirure, un véritable trou, dans lequel le petit doigt s'engage et se perd dans le tissu cellulaire péri-vaginal. Il y a un rétrécissement modéré du promonto-sous-pubien, qui mesure 11 centimètres environ, mais le bassin est généralement rétréci. Les bruits du cœur fœtal sont un peu soufflants, peut-être un peu lents, mais assez intenses. Tel est le résultat de l'examen du moniteur de garde, puis de M. Paul Guéniot.

Après s'être concerté par le téléphone avec M. Demelin, M. Guéniot tente, à 11 heures et demie, une application de forceps : application au détroit supérieur sur le sommet en O. I. G. A., mais avec une fontanelle postérieure située très en avant, dans une position peu éloignée de la position directe occipito-pubienne. L'application est faite suivant la technique classique. Les tractions ne produisent pas la moindre descente de la tête.

M. le Dr Demelin est prévenu. Il arrive à une heure et quart du matin, examine longuement la femme et constate qu'il s'agit d'un bassin de Nægelé. Du côté droit, la ligne innominée est redressée, le bassin absolument aplati, l'aileron sacré n'existe pas, et l'on tombe en arrière sur une encoche étroite entre l'os iliaque et le promontoire. A gauche, on trouve, au contraire, l'articulation sacro-iliaque normale. La symphyse pubienne est déjetée du côté gauche. L'exploration externe montre que l'épine iliaque postéro-supérieure droite touche presque la ligne des apophyses épineuses. La fesse droite est sensiblement plus étroite que la gauche et ne mesure que 12 centimètres du côté externe du grand trochanter au sillon interfessier, tandis que la fesse gauche en mesure 18.

L'état de la femme est sérieux, sa température est de 38°, les bruits du cœur fœtal persistent, sans s'être sensiblement modifiés depuis l'arrivée à la Clinique. Telle est la situation après une nouvelle application de forceps au détroit supérieur, sur le sommet placé maintenant en position directe O. P., tentée par M. Demelin. Estimant que l'opération césarienne suivie d'hystérectomie ou la pelvitomie sont très graves dans la situation où se trouve cette femme, et pensant d'ailleurs que l'enfant est trop compromis, M. Demelin demande par téléphone l'opinion de M. Budin.

Quand M. Demelin m'eut exposé les faits, sans cependant formuler son opinion, je lui dis : « Alors il s'agit d'un cas de conscience ? Faut-il oui ou non faire l'embryotomie, bien que l'enfant soit encore vivant ?

— Oui, il s'agit d'un cas de conscience.

— Je n'hésite pas, je conseille l'embryotomie, l'enfant et la mère sont en danger, il faut tout faire pour sauver cette dernière.

— C'est exactement ce que je pense, me répondit M. Demelin.

Et il fit la basiotripsie, qui ne présenta aucune difficulté.

L'enfant, sans la substance cérébrale, pesait 3.150 grammes.

Les suites de couches furent aussi bonnes qu'il était possible de le souhaiter, après les examens et les interventions multiples que cette femme avait subis en ville et à l'hôpital.

Le 8 janvier, à la visite du matin, la température axillaire fut de 38°2, le soir, elle ne fut plus que de 37°6. Le 9 janvier, on nota 37°2 le matin et 37°6 le soir; le 10, 37°4 le matin, 36°8 le soir. A partir de ce moment, la température ne s'éleva pas au-dessus de 37°. L'œdème vulvaire diminua peu à peu, puis disparut[1].

Voici donc un cas dans lequel nous avons conseillé l'embryotomie sur l'enfant vivant. Une pareille pratique a été l'objet de chaudes discussions.

Elle s'est tout d'abord trouvée en contradiction avec la manière de voir de l'Eglise.

En octobre 1878, je me promenais avec le professeur Eug. Hubert (de Louvain) et nous discutions certains points de conduite obstétricale qui pouvaient être embarrassants. Il me raconta dans quelle pénible situation il s'était trouvé quelque temps auparavant. Une femme, dont le bassin était fort rétréci par le rachitisme, avait été amenée à l'hôpital ; comme elle ne pouvait accoucher et que l'enfant était vivant, il lui proposa l'opération césarienne; elle la refusa. Eug. Hubert, fervent catholique, ne voulut point pratiquer l'embryotomie, et pendant deux jours il assista plein d'angoisses au drame qui se déroulait devant lui : la malade ne voulant point accepter l'opération césarienne qui, sûrement alors, lui faisait courir de grands risques; lui, ne se croyant pas le droit de sacrifier un enfant vivant. Quand la mère entra en agonie, on entendait encore les bruits du cœur du fœtus : tous deux succombèrent presque simultanément.

Très troublé, très remué par ce fait, Eug. Hubert alla consulter un évêque jouissant d'une grande réputation pour lui faire part de son émotion et de ses scrupules pour l'avenir. L'évêque se rallia à l'opinion que la femme, qui allait mourir par la faute de son enfant, pouvait être considérée comme en état de légitime défense; elle ne voulait pas courir les risques d'une opération césarienne, on avait le droit de la protéger et de sacrifier l'enfant par l'embryotomie.

Eugène Hubert, dans l'édition de 1885 de son cours d'accouchement, paraît prêt à se rattacher à cette opinion; voici ce qu'il écrit à propos des faits de ce genre :

1. La malade, sortit ultérieurement le 21 janvier, elle se trouvait en excellent état.

« Mon père a soutenu que la femme ne se trouvait pas dans un cas de légitime défense et que, par conséquent le meurtre de l'enfant n'est pas susceptible d'une justification complète. Il croyait défendre l'enseignement de l'Église. Mais si, à cette époque, les théologiens étaient unanimes à condamner le fœticide, il n'en est plus de même aujourd'hui : Avanzini, Viscosi, d'Annibale, Pennachi et d'autres théologiens encore, depuis une quinzaine d'années, essaient de démontrer la licéité du fœticide et Rome, en ce moment même, nous assure-t-on, est saisie de la question. »

En effet, la Sacrée Congrégation du Saint-Office fut consultée sur ce point : « Peut-on enseigner en sûreté de doctrine, dans les Écoles catholiques, qu'il est permis de pratiquer la craniotomie, lorsque faute de cette opération la mère et l'enfant périront tous deux, tandis qu'au contraire, cette opération, en faisant périr l'enfant, sauverait la mère? » Elle répondit qu'une pareille conduite ne pouvait être enseignée.

En 1889, la même Congrégation du Saint-Office étendait cette réponse négative à toute opération qui aurait pour effet direct la mort du fœtus.

Cette manière de voir a été, il y a quelques années, défendue par MM. Moureau et Lavrand [1] dans leurs Leçons pratiques de Déontologie médicale.

M. le Dʳ Thoyer-Rozat, actuellement professeur agrégé à la Faculté de médecine de Toulouse, a fait alors la critique détaillée des opinions soutenues par ces auteurs. Il s'en est suivi entre eux trois une courte polémique dont on lira avec intérêt le détail dans la *Presse médicale* de 1902. Qu'il me suffise de dire qu'un certain nombre d'accoucheurs catholiques ont écrit à M. Thoyer-Rozat pour l'assurer qu'ils partageaient sa manière de voir.

Mais laissons absolument de côté les opinions religieuses, qui peuvent varier suivant les pays, et n'envisageons les choses qu'au point de vue médical, au point de vue humain.

La question semblait, pour les médecins, à peu près définitivement tranchée lorsque, il y a quelques années, le professeur Pinard, avec toute l'autorité de son enseignement, lança contre l'embryotomie sur l'enfant vivant un anathème resté célèbre. Et pourtant nous continuons à pratiquer cette intervention.

Il est tout d'abord des cas où l'enfant, bien que vivant, est tellement compromis qu'une opération sanglante, césarienne, sym-

---

1. Chanoine MOUREAU et Dʳ LAVRAND. — *Le Médecin chrétien*, 1 vol. chez Lethielleux, Paris 1901.

physéotomie ou pubiotomie, n'arrivera probablement pas à le sauver.

S'il existe de l'infection amniotique il faudrait souvent faire suivre la césarienne de l'ablation de l'utérus ; mais alors la femme devient définitivement stérile !

Or, il nous semble qu'on ne peut assimiler une parturiente à une malade atteinte d'une affection dont elle mourra fatalement si on ne fait rien, mais dont elle guérira par une intervention. Dans ce dernier cas, l'opération est indiscutable ; pour la femme enceinte, il y a tout intérêt à ne pas la priver de son utérus. Lors d'une grossesse ultérieure, il nous sera bien souvent possible d'obtenir un enfant vivant, grâce par exemple à l'accouchement prématuré artificiel.

Que pensent en réalité les accoucheurs français et étrangers de l'embryotomie sur l'enfant vivant ? Estiment-ils avec le professeur Pinard que « l'embryotomie sur l'enfant vivant a vécu » ? Ou sont-ils d'avis de la conserver en pratique ?

Si nous nous reportons à la discussion qui eut lieu à la Société obstétricale de France, en 1899, sur le parallèle entre les diverses opérations pratiquées dans les viciations pelviennes, nous voyons que le professeur Charles, de Liège, s'est montré nettement partisan du fœticide thérapeutique quand il se trouve dans la nécessité d'y recourir. « Oui, dit-il, je ferai l'embryotomie et je le dis, parce que, à un moment donné, un décret d'excommunication a été lancé contre l'accoucheur qui, aujourd'hui, oserait pratiquer l'embryotomie sur l'enfant vivant. Ce décret, je l'ai relevé mais j'ai attendu en vain la bulle … rien n'est arrivé. Je relève de nouveau ce décret à cette tribune, chiffres en mains. On a dit que l'accoucheur qui pratiquait l'embryotomie n'oserait pas se présenter ; eh bien, me voilà !

« Peut-on faire la perforation sur l'enfant vivant ?

« Je m'élève contre l'opinion de quelques-uns qu'il faut, pour agir, attendre la mort de l'enfant : c'est l'enseignement de certaines Facultés. Je repousse cette façon de procéder, car alors tous meurent, et la mère et l'enfant. C'est une pratique que je ne comprends pas…. Quant à moi, je le déclare catégoriquement, je n'attends pas la mort du fœtus, et je ne pense qu'à sauver la femme le mieux et le plus vite possible. Du reste, les accoucheurs dont je viens de blâmer la conduite font, le plus souvent, le simulacre d'ausculter ; ils disent bientôt qu'ils n'entendent plus rien et ils opèrent. Ce procédé jésuitique me déplaît ; mais en somme, les praticiens en question agissent comme nous, ce dont je les félicite. »

Dans la discussion qui suivit le rapport de Charles, le professeur Fochier (de Lyon) s'exprima ainsi : « Aussi suis-je revenu à mes anciennes idées que la vie de l'enfant n'a pas la même valeur que celle de la mère. J'estime qu'on n'a pas le droit d'opérer la femme sans la prévenir de la gravité de l'intervention et sans obtenir son consentement préalable. On ne doit pas opérer si on craint pour la vie de l'enfant ou s'il y a infection, même légère. Je redeviens de plus en plus embryotomiste, ne voulant pas qu'on fît à autrui ce que je ne voudrais pas qu'on me fît à moi-même. »

Le professeur Herrgott (de Nancy) approuva pleinement la doctrine de Charles : « Je partage tout à fait, dit-il, l'avis de M. Charles : quand on croit qu'un accouchement ne peut être terminé que par une opération (opération césarienne ou symphyséotomie) qui est refusée par la femme, ou par l'embryotomie, il ne faut pas attendre, pour mettre sa conscience à l'abri, que l'enfant ait succombé. Agir ainsi, c'est perdre le seul but que l'accoucheur peut encore atteindre, celui de sauver la femme qui pourrait, par une attente prolongée, succomber et devenir ainsi la victime d'un véritable scrupule homicide. »

En 1902, le question du fœticide thérapeutique fit de nouveau, devant cette même Société obstétricale de France, l'objet d'une importante discussion. Je tiens à vous citer les paroles par lesquelles Fochier finissait sa communication.

« De ce que dans ces opérations (césarienne et embryotomie), la mortalité maternelle était réduite à 10 p. 100 et que la mortalité fœtale était pratiquement supprimée (je fais la part très belle aux proscripteurs du fœticide), on a conclu qu'on ne devait plus sacrifier les enfants à naître. Et nous avons entendu, à Paris, une voix des plus autorisées, des plus éloquentes, que j'écoute toujours avec une affectueuse sympathie, celle de M. Pinard, proclamer des principes aussi absolus que ceux des congrégations romaines. J'ai bien lu, bien réfléchi et je n'hésite pas à déclarer que, sur ce point, ma conscience est en désaccord avec la sienne.

« Et ici, quelque haïssable que soit le moi, j'en suis réduit à étaler ma personnalité, à faire une confession publique, à me soumettre avec sincérité au jugement du public médical. Tant qu'une opération conservatrice de la vie de l'enfant menacera la mère d'un certain nombre de chances de mort, je ne me crois pas autorisé à imposer cette opération à la mère sans l'avertir et lui laisser le droit de choisir. Je me crois non seulement le droit, mais le devoir de tuer un enfant, lorsqu'une femme adulte, consciente, me demande de la défendre contre un être inconscient, dont l'existence est aussi aléatoire que celle d'un nouveau-né. Du moment où la fécondation est accomplie, l'existence de l'embryon est digne de considération, mais nous ne pouvons moins faire qu'établir des degrés dans cette considération, et un avortement nous répugnera toujours moins que l'embryotomie d'un fœtus viable. Mais est-ce que nous ne devons pas aussi poursuivre plus loin ces distinctions, est-ce qu'il nous est permis de comparer l'existence d'un fœtus viable à celle d'une femme adulte? Est-ce que nous pouvons calculer la valeur d'une femme adulte en prenant pour unité la valeur d'un fœtus à terme? Poser ainsi le problème, c'est montrer qu'il n'y a aucune comparaison possible. La femme adulte est mon semblable, elle a la même horreur de la mort que moi, les mêmes droits à la vie; je suis seul à même de la défendre contre l'ennemi qui la menace, qui est une possibilité d'existence et non pas une existence consciente. Elle est confiée ou se confie à mes soins; je dois la défendre, je dois tuer, si elle ne consent pas à courir quelques chances de mort pour avoir un enfant vivant. Je dois tuer et je tue sans remords, sinon sans répugnance et sans regrets.

« Depuis deux ans, je suis d'une sensibilité affective, peut-être morbide, mais cette sensibilité se porte aussi bien sur l'enfant que sur la mère. Je ne quitte presque pas l'auscultation du cœur de l'enfant pendant la période d'expulsion et mon forceps est toujours prêt. Lorsque j'ai à faire une embryotomie, il m'est impossible de laisser ausculter le cœur du fœtus par un assistant. Je crois donc devoir être classé parmi les sensitifs; eh bien, je puis affirmer que je n'éprouve aucune indécision à la pensée de ce que ma conscience m'impose. J'ai fait mon devoir, je le ferai encore. »

M. Porak, s'associant d'ailleurs à la manière de voir de Fochier, remarque judicieusement combien en pratique un pareil cas se rencontre rarement. C'est ainsi qu'à la Maternité il n'a eu à faire qu'une seule basiotripsie sur l'enfant vivant sur plus de 15.000 accouchements.

Le professeur A. Herrgott insiste sur la nécessité où se trouve parfois l'accoucheur de se conformer à la volonté de la parturiente.

« Pour éviter l'embryotomie et avoir un enfant vivant, nous pouvons pratiquer une opération, la symphyséotomie ou l'opération césarienne. Cette opération avons-nous le droit de l'imposer à la femme? Je ne le crois pas.

« Je sais que telle n'est pas la manière de voir de mon éminent ami le professeur Pinard, mais l'intensité de mon affection ne me permet pas cependant, à mon grand regret, de modifier cette manière de voir, cette conviction, qui m'est imposée par ma conscience.

« Je ne crois pas que le médecin ait le droit de faire à une femme une opération qui met sa vie en danger et qu'elle refuse.

« Si nous n'avons pas ce droit, par contre nous avons le devoir de tout tenter pour faire accepter une intervention qui nous permet de sauver la mère et l'enfant.

« Nous devons donc perfectionner notre technique opératoire, notre antisepsie, les conditions d'intervention, de façon que les opérations proposées soient de moins en moins dangereuses, de moins en moins meurtrières.

« Ce sont les heureux résultats obtenus après ces opérations librement acceptées, qui plaideront mieux que nous ne saurions le faire pour l'adoption de l'intervention proposée. »

Je pourrais multiplier ces citations et vous montrer combien de cliniciens habiles et consciencieux admettent que l'on doit, dans des circonstances absolument rares, il est vrai, pratiquer l'embryotomie sur l'enfant vivant.

C'est là l'enseignement qui a déjà été donné par beaucoup d'entre nos collègues, par MM. P. Bar[1], Maygrier, Bonnaire[2], etc.

Le Dr Paul Bar dans ses Leçons cliniques de la Maternité de Saint-Antoine a dit : « Pour moi (p. 140), je fais l'embryotomie sur l'enfant vivant s'il m'est démontré qu'il ne peut être extrait par une application de forceps ou après une version et qu'il souffre, si la mère est dans des conditions défectueuses pour subir la section césarienne ou la symphyséotomie. »

A l'étranger, Pestalozza, Léopold, Hofmeier, etc., professent la même doctrine.

Au point de vue médico-légal, la question est actuellement tranchée : tout d'abord nous devons nous rappeler que nous n'avons pas le droit de pratiquer chez une femme une opération sans son consentement. Cette thèse, exposée par M. Maxwell lors de la rentrée de 1901 de la Cour de Bordeaux, a fait, en 1902, l'objet

1. Paul BAR. Dans le cas de viciation pelvienne, le médecin peut-il aujourd'hui sans engager sa responsabilité morale pratiquer l'embryotomie sur l'enfant vivant? Leçon du 23 janvier 1902, publiée in *Presse médicale*, 15 février 1902.

2. BONNAIRE. Cours à la Faculté de médecine de Paris, 1903.

3. Le fœticide thérapeutique devant la Société de Médecine légale de France. Rapport sur le Fœticide, au nom d'une commission composée de MM. Constant, Demange, Jacomy, Lutaud, Picqué, Rocher, Vibert et Maygrier, rapporteur. *L'Obstétrique*, 1903, p. 217. — Voyez aussi L. LAMOUREUX. du Fœticide, thèse de Paris 1905.

d'une longue discussion devant la Société de Médecine légale de France. Les différents membres de cette Société, médecins et jurisconsultes, ont considéré comme licite la pratique de l'embryotomie sur l'enfant vivant lorsqu'elle nous est imposée par la volonté de la femme. Voici quelques-unes des conclusions du rapport très documenté de M. Maygrier.

« Le médecin ne peut procéder à une opération quelconque contre la volonté formelle d'un malade ayant toute sa connaissance...

« Le refus d'accepter son intervention, dans les conditions par lui proposées, le délie de toute obligation et de toute responsabilité quant aux conséquences de son abstention. L'humanité seule pourra lui faire un devoir d'intervenir.

« Il me suffira d'un exemple, dit encore M. Maygrier, pour montrer que le sacrifice de l'enfant est parfois légitime et nécessaire. Voici une parturiente à bassin vicié, qui est épuisée par un long travail; le médecin appelé tardivement constate que la poche des eaux est rompue, que l'utérus est plus ou moins rétracté. L'enfant est vivant, mais il donne des signes de souffrance, il perd du méconium, les bruits du cœur sont modifiés. Le forceps et la version sont impraticables. Seules, la section de la symphyse ou l'ouverture du ventre donneraient au fœtus une chance, très minime, de survivre. Doit-on, dans ces conditions, entreprendre une opération qui, sans résultat certain pour la mère, est d'autant plus grave que son état général fâcheux la prédispose déjà à l'infection ? »

Pour M. Maygrier et pour la Commission dont il était le rapporteur la réponse n'est pas douteuse.

Il faut bien reconnaître d'ailleurs que le médecin n'aura que très exceptionnellement à résoudre ce problème délicat. Peut-être même pourra-t-on, en présence des statistiques opératoires qui s'améliorent, étendre les limites dans lesquelles nous pratiquons actuellement la section césarienne? C'est du moins l'opinion soutenue par M. Boquel[1] professeur à Angers. De fait, l'année dernière dans cette Clinique, le Dr Demelin a eu l'occasion, pendant les vacances, de pratiquer la césarienne avec un résultat excellent chez une femme atteinte de congestion pulmonaire.

En s'obstinant à vouloir obtenir quand même un enfant vivant, on peut aller au-devant de terribles désastres. Je pourrais vous en citer plusieurs exemples, je me contenterai d'un seul, il est typique.

---

1. BOQUEL. Société obstétricale de France, 1904.

Une femme de trente-trois ans, enceinte pour la septième fois, entre dans une Maternité. Les six premiers accouchements ont eu lieu spontanément, à terme, et ont donné naissance à six enfants bien portants. Pour le septième, elle a subi en ville huit applications infructueuses de forceps. L'enfant étant encore vivant lors de son entrée à l'hôpital, on ne voulut point faire l'embryotomie et on pratiqua la symphyséotomie : l'opérée succomba au bout de quarante-trois heures et l'enfant, qui avait d'ailleurs une fracture du pariétal droit, mourut lui-même le lendemain de sa naissance ! !

Dans le cas que je vous ai cité au début de cette leçon, nous aurions pu pratiquer l'opération césarienne, mais il aurait fallu probablement la faire suivre d'hystérectomie : en admettant que la malade guérît, elle devenait à jamais stérile. En sacrifiant l'enfant, nous avons sauvegardé l'avenir; elle pourra redevenir enceinte et avoir des enfants vivants. J'ai, en 1893, publié l'observation d'une femme qui présentait un bassin de Nægelé absolument comparable à celui-ci. Et ma communication se terminait ainsi : En résumé, dans trois accouchements, alors que le diagnostic n'avait pas été fait, les opérateurs ont dû recourir à l'embryotomie céphalique. Dans quatre accouchements, qui ont eu lieu après l'établissement du diagnostic, j'ai obtenu quatre enfants vivants, une fois avec le forceps, deux fois avec la version et une fois avec l'accouchement prématuré; dans ce dernier cas les contractions utérines ont suffi pour déterminer l'expulsion du fœtus.

Par une singulière coïncidence, vous avez vu du reste au n° 51, dans le lit immédiatement voisin de celui qu'occupe notre opérée, un exemple de ce que peut donner l'accouchement prématuré artificiel. C'est celui d'une femme de quarante ans, qui nous a été adressée et particulièrement recommandée par un médecin très distingué, le Dr A. Leblond. Les deux premiers accouchements se sont, chez elle, terminés spontanément, les enfants étaient vivants. Pour le troisième, on fit une basiotripsie; pour le quatrième, on se préparait à pratiquer la symphyséotomie lorsque le fœtus naquit vivant; lors du cinquième, l'enfant se présenta par le siège et vint mort; enfin pour le sixième, on fit la basiotripsie. L'examen nous permit de constater que le rétrécissement du bassin appartenait à une variété exceptionnelle; le diamètre transverse du détroit supérieur n'avait pas ses dimensions normales. Nous avons provo-

1. P. Budin. Société obstétricale de France, 1893, p. 132.

qué l'accouchement prématuré, et le **27** décembre dernier la femme mit au monde, venant par le siège, un enfant vivant du poids de 2.750 grammes. Elle le nourrit et nous a quitté, bien joyeuse, le 11 janvier; elle n'avait pour ainsi dire couru aucun risque.

Le n° 52 se souviendra de sa voisine de la Clinique et elle nous a formellement promis de venir nous retrouver dès qu'elle se trouverait de nouveau enceinte.

Ces deux femmes ont donc eu chacune une histoire très instructive ; pour la première, particulièrement, sur laquelle j'ai longuement insisté, il s'agissait d'un cas qui pouvait paraître embarrassant. Et encore nous nous trouvions ici dans une Clinique, avec toute l'aide suffisante. Combien les conditions seront moins favorables dans votre pratique civile! En présence des risques beaucoup plus considérables que présentent en pareil cas les opérations sanglantes, vous serez beaucoup plus enclins à pratiquer l'embryotomie, même sur l'enfant vivant. En agissant ainsi, vous vous conformerez à la doctrine professée par la grande majorité des accoucheurs de notre époque.

Du reste, si vous avez quelqu'hésitation, interrogez votre conscience. Demandez-vous quelle résolution vous prendriez s'il s'agissait de votre femme, de votre sœur ou de votre fille, et la réponse ne sera pas douteuse.

ÉVREUX, IMPRIMERIE DE CHARLES HÉRISSEY

www.ingramcontent.com/pod-product-compliance
Ingram Content Group UK Ltd.
Pitfield, Milton Keynes, MK11 3LW, UK
UKHW021721130726
13696UKWH00006B/2468